L. Süllwold   J. Herrlich

Frankfurter-Befindlichkeits-Skala (FBS)

für schizophren Erkrankte

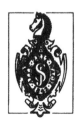

Springer-Verlag
Berlin Heidelberg New York
London Paris Tokyo

Professor Dr. Lilo Süllwold
Dipl.-Psych. Jutta Herrlich
Klinikum der Johann-Wolfgang-Goethe-Universität
Zentrum der Psychiatrie
Heinrich-Hoffmann-Straße 10
D-6000 Frankfurt/M. 71

Mit 1 Abbildung und 10 Tabellen

ISBN 3-540-17963-1 Springer-Verlag Berlin Heidelberg New York
ISBN 0-387-17963-1 Springer-Verlag New York Berlin Heidelberg

CIP-Kurztitelaufnahme der Deutschen Bibliothek.
Süllwold, Lilo:
Frankfurter-Befindlichkeits-Skala (FBS) für
schizophren Erkrankte / L. Süllwold ; J. Herrlich.
– Berlin ; Heidelberg ; New York ;
London ; Paris ; Tokyo : Springer, 1987.
    ISBN 3-540-17963-1 (Berlin ...);
    ISBN 0-387-17963-1 (New York ...)
NE: GT

Springer-Verlag Berlin Heidelberg New York
ein Unternehmen der BertelsmannSpringer Science+Business Media GmbH

© Springer-Verlag Berlin Heidelberg 1987

Druck u. Bindung: Druck Partner Rübelmann, Hemsbach
SPIN 10832857   26/3111 - 543

Vorwort

Die Selbstwahrnehmungen schizophren Erkrankter sind ein wichtiges Bindeglied zwischen den unter Laborbedingungen experimentell zu objektivierenden Störungen, den Verhaltensbesonderheiten die einer Fremdbeurteilung zugänglich sind sowie der unmittelbaren Krankheitserfahrung, die jedoch nur wenige Patienten spontan verbal ausdrücken können. Verfahren zu entwickeln, die etwas von dieser inneren Verfassung mitteilbar machen, ist damit eine notwendige Ergänzung der klinischen Diagnostik.[1]

Aus Äußerungen sprachfähiger Patienten wurde die vorliegende Skala konstruiert, die „Befindlichkeit" auf eine mehr „schizophrenie-nahe" Weise erfassen soll. Für die Diagnostik des augenblicklichen Zustandes liegt im deutschsprachigen Raum bisher noch kein Verfahren vor, das unter Bezugnahme auf Basis-Störungen für Querschnitts- und Verlaufsuntersuchungen verwendet werden kann.

Wir hoffen mit der „Frankfurter-Befindlichkeits-Skala" für schizophren Erkrankte diese Lücke zu schließen.

Frankfurt/M., April 1987   LILO SÜLLWOLD
                                                        JUTTA HERRLICH

---

[1]Wir danken der Deutschen Forschungsgemeinschaft für die zeitweilige Unterstützung des Projektes.

Inhaltsverzeichnis

1 Einleitung

Unter „Befindlichkeit" wird die globale Beschreibung eines inneren Zustandes verstanden, der im allgemeinen zwischen Wohlbefinden und Unbehagen schwankt. Im Unterschied zu Gesunden oder zu Patienten, die unter Verstimmungen leiden, wird das „Sich-Schlecht-Fühlen" bei schizophren Erkrankten unserer Erfahrung nach stärker vom Fluktuationsgrad basaler Störungen als von anderen Faktoren bestimmt. Schlechtes Befinden entsteht bei diesen Patienten eher im Kontext von Instabilität und Inkohärenz psychischer Funktionsabläufe.

Die erlebte Desintegration kann begleitet sein von Angst und Depression; beide Aspekte bestimmen jedoch nicht durchgehend und konsistent das Befinden. Dementsprechend sollen mit der Frankfurter-Befindlichkeits-Skala (FBS) jeweils *aktuelle* Aspekte des inneren Zustandes erfaßt werden, wie sie im Frankfurter-Beschwerde-Fragebogen (FBF) (Süllwold und Huber 1986; Süllwold 1986) ohne zeitliche Eingrenzung und im Hinblick auf überdauernde Beeinträchtigungen angesprochen werden.

Die Grundkonzeption beider Verfahren – das Wiedererkennen von Störphänomenen, die als Indikatoren für Basis-Störungen angesehen werden können – ist gleich. Das Vorhandensein einer Krankheitseinsicht auf höherem Abstraktionsniveau ist demnach keine notwendige Voraussetzung für deren Anwendung.

2 Die Indikation

Die FBS soll hinsichtlich der angenommenen basalen Defizite kurzfristige Zustandsschwankungen erfassen, die durch das jeweilige Ausmaß der erlebten Desintegration bestimmt werden.

Die einzelnen Items sind abgeleitet aus den Äußerungen gut verbalisationsfähiger schizophrener Erkrankter, die auch für die Entwicklung des Frankfurter-Beschwerde-Fragebogens (FBF) Grundlage waren.

Die FBS ist kein im engeren Sinne diagnostisches Verfahren, z. B. zur Feststellung einer schizophrenen Psychose, sondern sie soll den *aktuellen* inneren Zustand von Patienten mit dieser Erkrankung individuell und symptomorientiert erfassen helfen. Da die FBS anhand der Beschwerdeschilderungen schizophrener Patienten konzipiert wurde, sollte der Anwendungsbereich auch auf diese Patientengruppe beschränkt bleiben.

Für psychopathologische Querschnittsuntersuchungen oder experimentell-psychologische Studien bietet die FBS die Möglichkeit, neben der Berechnung von Summenwerten auch eine Gewichtung der vorhandenen Beschwerden im Einzelfall vorzunehmen. Über diese differenzierte Charakterisierung im individuellen Fall hinaus, ermöglicht sie auch eine genauere Beschreibung schizophrener Subgruppen.

Die Hauptindikation für die FBS sehen wir jedoch für Mehrfacherhebungen, wie sie in der Psychopathologie bei der Dokumentation von Verläufen, der Wirkungsprüfung von Psychopharmaka sowie therapiebegleitend bei Psycho- und Soziotherapie notwendig sind. Die kurze Durchführungszeit des Verfahrens und die Differenzierungsfähigkeit der Testwerte kommen dem entgegen. Um Sättigungseffekte bei solchen Wiederholungsuntersuchungen möglichst zu vermeiden, sollte u. E. ein zeitlicher Abstand von einer Stunde nicht unterschritten werden.

Die Frage welche Meßwertdifferenzen sinnvoll als „Veränderungen" zu interpretieren sind, muß zum jetzigen Zeitpunkt aufgrund der noch geringen Datenbasis offenbleiben. Wir veröffentlichen das Verfahren nichtzuletzt in der Hoffnung, daß sich interessierte Kollegen an der weiteren Datenerhebung beteiligen, und damit eine statistische Absicherung schneller gelingt. Neben der Gewinnung von Daten sollte jedoch nicht außer acht bleiben, daß die Informationen der FBS über die innere Verfassung eines Patienten auch eine kommunikative Brücke schaffen, die sowohl diagnostisch als auch therapeutisch weiterführen kann.

3 Das Verfahren

Die FBS[1] besteht aus 36 Items, die aktuelle Beschwerden beschreiben, deren Vorhandensein bzw. Ausprägungsgrad vom Patienten selbst auf einer Skala von „nicht vorhanden" über „gering", „mäßig" bis „stark" einzustufen sind.

In der Testinstruktion wird darauf hingewiesen, daß der Proband möglichst spontan entscheiden soll und nur bezogen auf den Moment (vgl. Anhang).

---

[1]Der Fragebogen zur Frankfurter-Befindlichkeits-Skala (nachstehend abgebildet), ist im Buchhandel als Block zu je 100 Blatt erhältlich (ISBN 3-540-17962-3).

Im folgenden sind Beschwerden aufgeführt, von denen Sie spontan entscheiden sollen, ob sie jetzt bei Ihnen vorliegen und wenn ja, wie stark sie sind.

Mein Befinden zur Zeit:	nicht vorhanden	gering	mäßig	stark
1. Erschöpft				
2. Unruhig				
3. Kann schwer stillsitzen				
4. Innerlich getrieben				
5. Zu wenig Kontrolle über mich selbst				
6. Angespannt				
7. Ohne Grund ängstlich				
8. Gedanken laufen durcheinander				
9. Bekomme nicht mit, was um mich herum vorgeht				
10. Muß mich sehr antreiben etwas zu tun				
11. Geräusche stören mich sehr				
12. Teilnahmslos				
13. Übermäßig wach				
14. Zu sehr von außen beeinflußbar				
15. Menschen stören mich				
16. Bin durcheinander				
17. Unkonzentriert				
18. Unsinnige Gedanken tauchen auf				
19. Bin innerlich wie leer				
20. Die Muskeln gehorchen nicht richtig				
21. Die Gedanken jagen				
22. Muß ständig etwas tun				
23. Bin langsam				
24. Fühle mich sehr bedrückt				
25. Bin konfus				
26. Menschen ängstigen mich				
27. Kann Gesprächen schlecht folgen				
28. Möchte völlig in Ruhe gelassen werden				
29. Beobachte mich genau				
30. Habe Angst mich falsch zu verhalten				
31. Alles um mich herum irritiert mich				
32. Bin wie blockiert				
33. Kann mich nicht genügend abschirmen				
34. Kann keinen klaren Gedanken fassen				
35. Einzelne Gedanken beherrschen mich ungewöhnlich				
36. Es kommt mir alles wenig vertraut vor				

Da alle Items in der gleichen Weise gepolt sind, die logische Bedeutung sich entsprechender Ausprägungsgrade gleich ist, erfolgt die Auswertung ohne Schablone einfach durch Addition der jeweiligen Gewichte pro Item.

Die Einschätzung „nicht vorhanden" erhält das Gewicht 0, „gering" das Gewicht 1, „mäßig" den Wert 2 und der Ausprägungsgrad „stark" geht mit dem Wert 3 in den Summenwert ein.

Sind bei mehr als 4 Items keine Einschätzungen vorgenommen worden, erscheint uns die Berechnung eines Gesamtscores fragwürdig. Ansonsten kann der Summenwert als ein additives Maß der Befindlichkeit angesehen werden (vgl. Kap. 5).

Die theoretische Variationsbreite der Testscores liegt zwischen 0 und 108.

Grundsätzlich bedeutet ein hoher Summenwert „schlechte Gesamtbefindlichkeit". Ein niedriger Wert weist dagegen auf „relatives Wohlbefinden" hin.

Um bereits zum gegenwärtigen Zeitpunkt eine relative Einordnung eines einmalig erhobenen individuellen Testwertes zu ermöglichen, sind in Tabelle I im Anhang Quartilmaße und Prozentränge als vorläufige Grobnormierung zusammengestellt.

Die FBS ist prinzipiell auch für Mehrfacherhebungen z. B. im Rahmen von Verlaufsuntersuchungen konzipiert (s. Kap. 2). Die für die Interpretation von Differenzwerten notwendigen statistischen Daten liegen jedoch zur Zeit noch nicht vor. Eigene erste Beobachtungen im Rahmen einer Therapiestudie lassen eine hohe Differenzierungsfähigkeit des Verfahrens erwarten.

4 Statistische Kennwerte

Die wichtigsten Skalenkennwerte wurden anhand der Daten einer ersten Stichprobenerhebung an 170 schizophrenen Patienten (ICD 295) des Zentrums der Psychiatrie des Klinikums der Johann Wolfgang v. Goethe-Universität in Frankfurt/Main und des Psychiatrischen Landeskrankenhauses Merxhausen[1] bezeichnet.

Bei den Untersuchten handelte es sich um 91 weibliche und 79 männliche Patienten mit einem mittleren Alter von 33,2 Jahren (Spanne 17 J. bis 59 J.) und einer mittleren Krankheitsdauer von 8,2 Jahren (Spanne von 1/2 J. bis 36 J.). Stichprobencharakteristika hinsichtlich Schulbildung, Psychopathologie der letzten 4 Wochen vor der Untersuchung und klinischem Status sind Tabelle 1 zu entnehmen.

4.1 Item-Statistiken

Die gestufte Einschätzung der einzelnen Items wurde ursprünglich gewählt, um dem Bedürfnis vieler Patienten nach differenzierten Antwortmöglichkeiten zu entsprechen. Diese Art der Itemskalierung bietet zudem die Möglichkeit die Sensibilität des Verfahrens zu erhöhen, ohne die Skala zu verlängern (Lienert 1969). Die Itemanalyse bestätigt, daß sich die von uns gewählte 4er Abstufung grundsätzlich bewährt hat. Wie aus Tabelle II im Anhang ersichtlich ist, findet sich kein Item, bei dem nicht alle Antwortkategorien genutzt wurden.

---

[1]Wir danken Frau Dipl.-Psych. Petry für die Datenerhebung.

Tabelle 1

Schulbildung

Hauptschule ohne Abschluß	5	2,9%
Hauptschule mit Abschluß	78	45,2%
Realschule	39	22,9%
Gymnasium ohne Abschluß	6	3,5%
Gymnasium mit Abschluß	42	24,7%

Psychopathologie der letzten 4 Wochen

	vorhanden		n. vorhanden		fraglich	
Formale Denkstörungen	69	40,6%	80	47,1%	21	12,4%
Uncharakteristische Denkstörungen	97	57,1%	50	29,4%	23	13,5%
Inhaltliche Denkstörungen	122	71,8%	40	23,5%	8	4,7%
Sinnestäuschungen	62	36,5%	80	47,1%	28	16,5%
Ich-Erlebnisstörungen	56	32,9%	75	44,1%	39	22,9%
Verstimmungen	112	65,9%	53	31,2%	5	2,9%
Affektstörungen	126	74,1%	32	18,8%	12	7,1%
Psychomotorische Störungen	72	42,4%	89	52,4%	9	5,3%
Leibgefühlsstörungen	40	23,5%	104	61,2%	26	15,3%

Klinischer Status

deutlich gebessert	47	27,6%	mäßig gebessert	55	32,4%
minimal gebessert	32	18,8%	unverändert	30	17,6%
verschlechtert	6	3,5%			

Die Part-Whole korrigierten Trennschärfen der FBS liegen zwischen 0.32 und 0.73 (s. Tabelle III Anhang). Sie variieren damit in der für solche Verfahren als günstig angesehenen Streubreite, wie sie auch validitätsverwandte Skalen wie die Befindlichkeits-Skala von V. Zerssen (Bf-S) aufweist.

Die Schwierigkeitsindices der FBS (s. Tabelle III Anhang) liegen überwiegend zwischen 0.19 und 0.60 und können damit ebenfalls akzeptiert werden. Für Item 9 („Bekomme nicht mit, was um mich herum vorgeht.") und Item 20 („Die Muskeln gehorchen nicht richtig.") ergaben sich dagegen nur Werte um Null; d.h. die mit diesen Items beschriebenen Beschwerden wurden in der vorliegenden Stichprobe überwiegend als „nicht vorhanden" eingestuft. Da in beiden Fällen die Trennschärfenbestimmung befriedigende Werte erbrachte, haben wir sie zunächst in der Skala belassen.

Hinsichtlich der Frage nach der Wirksamkeit von Antwortstilen haben wir uns bei der noch schmalen Datenbasis darauf beschränkt, als einen Aspekt die Neigung zur Vermeidung von Extremantworten zu untersuchen. Dabei zeigte sich, daß lediglich 46 Patienten der Gesamtgruppe (n = 170) die Antwortkategorie „stark" in keinem Falle benutzten. Nur in drei dieser Fälle lag der Skalensummenwert über dem Median der Gesamtgruppe, aber noch innerhalb des 3. Quartils. Alle Patienten waren im klinischen Status als „gebessert" eingestuft worden und auch die zusätzlich erhobenen Skalenwerte von Bf-S und FBF lagen jeweils unter dem Median der Gesamtgruppe, so daß ein in sich stimmiges Antwortverhalten als wahrscheinlich angenommen werden kann.

4.2 Skalenkennwerte

Die anhand der vorliegenden Daten berechneten Parameter für die Zuverlässigkeit der Messung *(Reliabilität)* belegen übereinstimmend die hohe innere Konsistenz der FBS.

Tabelle 2. Reliabilitätskoeffizienten

Spearman-Brown	$r = 0.96$
Guttman Split-Half	$r = 0.95$
Cronbach Alpha	$r = 0.95$

Die Verteilung der Skalensummenwerte in Abb. 1 weist eine deutliche Links-schiefe auf (skewness 0.52), wie das für symptomorientierte Verfahren als charakteristisch gilt. Bei der vorliegenden Stichprobe trägt der hohe Anteil von Patienten (60%), die zum Untersuchungszeitraum durch Fremdeinschätzung als „gut gebessert" eingestuft wurden, und die daher theoretisch auch geringere Summenwerte in der FBS erwarten lassen, zu dieser Schiefe bei (vgl. Kap. 5).

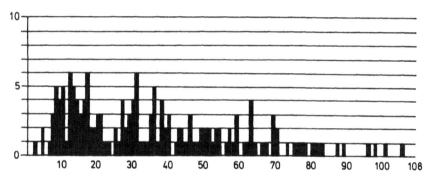

Abb. 1. Verteilung der Summenwerte

Abbildung 1 läßt auch erkennen, daß sich die tatsächliche Streuung der Summen-werte (1–107) über nahezu den gesamten Bereich der theoretischen Variationsbreite (0–108) erstreckt, was wir als einen ersten Hinweis auf die generelle Differenzierungsfähigkeit der Skala werten. Tabelle I im Anhang weist Quartilmaße, Median und Prozentränge, die sich aus dieser Verteilung ergeben aus.

5 Untersuchungen zur Validität

Als Verfahren, die zur internen Validierung der FBS herangezogen werden können, haben wir einerseits die Befindlichkeits-Skala (Bf-S) von v. Zerssen und zum anderen den Frankfurter-Beschwerde-Fragebogen (FBF) als inhaltlich verwandtes Verfahren ausgewählt.

Auf der Ebene von *Spearman-Rang-Korrelationen*[1] ergab sich zwischen Bf-S und FBS eine korrelative Beziehung von 0.67, zwischen FBF und FBS eine Korrelation von 0.77 (die Korrelation zwischen Bf-S und FBF beträgt 0.50).

Wir sehen durch diese Ergebnisse unsere Annahme gestützt, daß der FBS zwar symptomatisch verwandte Erscheinungen zum FBF erfaßt, jedoch eher einen globalen inneren Zustand „Befindlichkeit" abbildet.

Als Kriterium für die Validierung an einem Außenkriterium haben wird den Grad klinischer Besserung nach dem GCI (Global Clinical Impression) gewählt, wie er durch den jeweils behandelnden Arzt eingeschätzt wurde. Der Zusammenhang zwischen klinischer Besserung bzw. nicht erreichter Besserung und entsprechenden Summenwert der FBS beträgt 0.37. Erwartungsgemäß ergab sich keine höhere korrelative Beziehung, da die FBS kurzfristige Zustandsschwankungen erfassen soll, die Einschätzung der klinischen Besserung sich aber in der Regel auf einen längeren Zeitraum bezieht. (Längeranhaltende extreme Schwankungen des Befindens sind in der Remission der Psychose erfahrungsgemäß seltener, kurzfristige „Einbrüche" kommen jedoch auch in den ruhigeren Verlaufsabschnitten der Erkrankung vor).

Auf der Grundlage der GCI-Einschätzung haben wir die Gesamtstichprobe in „gebesserte Patienten" und „nicht gebesserte Patienten" dichotomisiert und die Differenzen der mittleren Summenwerte für FBS, FBF und Bf-S mit dem Mann-Whitney U-Test geprüft (s. Tabelle 3). Die gefundenen Unterschiede erwiesen sich für alle drei Verfahren auf dem 1%-Niveau als signifikant.

Tabelle 3. Mittelwertvergleich „gebessert" vs. „nicht gebessert"

„gebessert" (n = 134)			vs.	„nicht gebessert" (n = 36)		
FBS	Mdn	27,5		FBS	Mdn	49,5
FBF	Mdn	27,5		FBF	Mdn	47,5
Bf-S	Mdn	21,0		Bf-S	Mdn	28,0

Vergleicht man nur die Gruppe der „deutlich gebesserten" Patienten mit der der „nicht-gebesserten", werden die Unterschiede erwartungsgemäß noch klarer (Tabelle 4).

Tabelle 4. Mittelwertvergleich „deutlich gebessert" vs. „nicht gebessert"

„deutlich gebessert" (n = 47)			vs.	„nicht gebessert" (n = 36)		
FBS	Mdn	15,9		FBS	Mdn	49,5
FBF	Mdn	18,8		FBF	Mdn	47,5
Bf-S	Mdn	18,0		Bf-S	Mdn	28,0

---

[1]Alle Korrelationen sind auf dem 1%-Niveau signifikant.

Zur Frage der strukturellen Validität und Dimensionalität der FBS haben wir über die Item-Interkorrelationen (mittlere Interkorrelation 0.34) eine Faktorenanalyse (Hauptkomponentenmethode) berechnet. Dabei ergaben sich nach dem Abbruchkriterium: Eigenwert eines Faktors kleiner als 1, 8 Faktoren, von denen nach Varimax-Rotation 2 inhaltlich sinnvoll interpretierbar waren. Ein Hauptfaktor, der 36,2% der Gesamtvarianz aufklärt, ist psychologisch als „psychotische Desintegration" zu charakterisieren. Er beschreibt ein „Hypersyndrom" mit den Merkmalen: innere Getriebenheit, motorische Unruhe, Gedankenjagen und Überwachheit. Hinzu kommen: Derealisation, übermäßige Selbstbeobachtung und Beherrschtwerden durch einzelne Gedanken (Tabelle 5).

Tabelle 5. Items, die den Faktor I konstituieren

	a
kann schwer stillsitzen	0.37
innerlich getrieben	0.49
übermäßig wach	0.64
Gedanken jagen	0.53
muß ständig etwas tun	0.66
möchte völlig in Ruhe gelassen werden	0.44
beobachte mich genau	0.61
einzelne Gedanken beherrschen mich ungewöhnlich	0.58
es kommt mir alles wenig vertraut vor	0.45

Ein zweiter Faktor, der mit 5,3% zur Aufklärung der Gesamtvarianz beiträgt, ist am ehesten als ein „Hyposyndrom" zu verstehen, das charakterisiert wird durch: Langsamkeit, Antriebsschwäche, Rückzug, Blockierungen und Teilnahmslosigkeit. Zur depressiv-ängstlichen Komponente kommen Verwirrung und Erschöpfung (Tabelle 6).

Tabelle 6. Items, die den Faktor II konstituieren

	a
erschöpft	0.60
unruhig	0.53
ohne Grund ängstlich	0.58
muß mich sehr antreiben etwas zu tun	0.68
teilnahmslos	0.68
bin durcheinander	0.66
unkonzentriert	0.68
bin langsam	0.73
fühle mich sehr bedrückt	0.63
Menschen ängstigen mich	0.58
kann Gesprächen schlecht folgen	0.70
bin wie blockiert	0.64
kann keinen klaren Gedanken fassen	0.66

Beide Dimensionen machen den desintegrativen Aspekt der Gestörtheit deutlich. Die annähernden Doppelladungen (Tabelle 7) zeigen, daß ein Teil der Items so z. B. die Störbarkeit („Alles um mich herum irritiert mich") mehr durchgängige Aspekte der gestörten Befindlichkeit erfaßt.

Tabelle 7. Items mit annähernden Doppelladungen

Gedanken laufen durcheinander
Geräusche stören mich sehr
zu sehr von außen beeinflußbar
Menschen stören mich
unsinnige Gedanken tauchen auf
habe Angst mich falsch zu verhalten
kann mich nicht ausreichend abschirmen

Falls sich die Zwei-Faktorenlösung der FBS in weiteren Untersuchungen als stabil erweisen sollte, wäre an eine Berücksichtigung der Sub-Syndrome bei der Auswertung zu denken.

Die beiden extrahierten, plausibel interpretierbaren Faktoren sind ihrem Inhalt nach aus der Psychopathologie psychotischer Zustandsbilder bekannt und können dementsprechend auch als ein Beitrag zu inhaltlichen Validierung der FBS betrachtet werden.

Nach den vorliegenden Ergebnissen erscheint es jedoch gerechtfertigt an einer Auswertung, die zu einem Gesamtscore führt festzuhalten, da die bessere oder schlechtere Befindlichkeit zwar unterschiedliche Komponenten haben kann, die sich jedoch entsprechend ihrer Ausgeprägtheit in der gleichen Richtung – nämlich der einer subjektiven Beeinträchtigung – auswirken.

Die Berechnung von Korrelationen zwischen FBS und psychopathologischen Phänomenen ist zwar von klinischem Interesse, leistet aber keinen wesentlichen Beitrag zur Frage der Validität des Verfahrens, da die „innere Realität" der Patienten einen eigenständigen Aspekt der Erkrankung darstellt.

Eine Normierung an einer Gruppe psychisch gesunder Probanden oder an einer anderen klinischen Gruppe erübrigt sich, da die FBS Befindlichkeitsschwankungen einer bereits definierten klinischen Gruppe erfassen soll.

6 Tabellenanhang

Tabelle I. Prozentrangnormen und Quartilmaße auf der Grundlage n = 170

Summenwert	Prozentrang		Summenwert	Prozentrang	
0–2	1		37–38	61	
3–5	2		39	64	
6	4		40	65	
7	7		41–43	67	
8	9		44	68	
9	12		45–46	69	
10	13		47	71	
11	17		48–49	72	
12	19		50	74	
13	22		51	75	
14	24	Q1 = 15.6	52	76	Q3 = 52.3
15	26		53	77	
16	29		54	78	
17	31		55–57	79	
18	32		58–59	81	
19	34		60–61	83	
20	35		62–63	84	
21	38		64–66	87	
22	40		67–69	88	
23–25	41		70	90	
26	42		71–73	91	
27	43		74–76	92	
28	45		77	93	
29	47		78–80	94	
30	48		81–82	95	
31	51	Mdn = 31.8	83	96	
32	54		84–89	97	
33–34	55		90–98	98	
35	56		99–106	99	
36	58		107–108	100	

Tabelle II. Antworthäufigkeiten pro Antwortkategorie

Item	nicht vorhanden		gering		mäßig		stark	
1	51	30,0%	46	27,1%	45	26,5%	28	16,5%
2	51	30,0%	57	33,5%	36	21,2%	26	15,3%
3	67	40,0%	35	20,6%	40	22,9%	28	16,5%
4	82	48,2%	31	18,2%	25	14,7%	32	18,8%
5	95	55,9%	25	14,7%	27	15,9%	23	13,5%
6	52	30,6%	45	26,5%	45	26,5%	28	16,5%
7	94	55,3%	35	20,6%	18	10,6%	23	13,5%
8	95	55,9%	31	18,2%	15	8,8%	29	17,1%
9	118	69,4%	23	13,5%	15	8,8%	14	8,2%
10	58	34,1%	45	26,5%	27	15,9%	40	23,5%
11	72	42,4%	35	20,6%	27	15,9%	36	21,2%
12	89	52,4%	44	25,9%	20	11,8%	17	10,0%
13	98	57,6%	23	13,5%	23	13,5%	26	15,3%
14	62	36,5%	46	27,1%	30	17,6%	32	18,8%
15	91	53,5%	36	21,2%	21	12,4%	22	12,9%
16	103	60,6%	26	15,3%	22	12,9%	19	11,2%
17	70	41,2%	41	24,1%	34	20,0%	25	14,7%
18	99	58,2%	27	15,9%	23	13,5%	21	12,4%
19	95	55,9%	35	20,6%	19	11,2%	21	12,4%
20	128	75,3%	18	10,6%	14	8,2%	10	5,9%
21	103	60,6%	22	12,9%	15	8,8%	30	17,6%
22	95	55,9%	22	12,9%	25	14,7%	28	16,5%
23	60	35,3%	37	21,8%	46	27,1%	27	15,9%
24	69	40,6%	41	24,1%	27	15,9%	33	19,4%
25	98	57,6%	28	16,5%	27	15,9%	17	10,0%
26	89	52,4%	34	20,0%	24	14,1%	23	13,5%
27	95	55,9%	32	18,8%	23	13,5%	20	11,8%
28	59	34,7%	37	21,8%	32	18,8%	42	24,7%
29	51	30,0%	45	26,5%	32	18,8%	42	24,7%
30	68	40,0%	36	21,2%	34	20,0%	32	18,8%
31	102	60,0%	22	12,9%	28	16,5%	18	10,6%
32	94	55,3%	24	14,1%	28	16,5%	24	14,1%
33	76	44,7%	27	15,9%	35	20,6%	32	18,8%
34	95	55,9%	32	18,8%	23	13,5%	20	11,8%
35	69	40,6%	26	15,3%	28	16,5%	47	27,6%
36	79	46,5%	29	17,1%	33	19,4%	29	17,1%

Tabelle III. Schwierigkeitsindices, Part-Whole korrigierte Trennschärfen und Faktorenladungen

Item Nr.	Schwierigkeit	Trennschärfe	Faktorenladung	
			FI	FII
1	0.60	0.45	0.60282	0.01307
2	0.60	0.57	0.53356	0.26249
3	0.47	0.39	0.23492	0.36981
4	0.36	0.51	0.26338	0.49200
5	0.26	0.58	0.47200	0.37532
6	0.59	0.52	0.47178	0.30302
7	0.26	0.58	0.57835	0.22369
8	0.26	0.72	0.52684	0.48093
9	0.08	0.60	0.48914	0.39044
10	0.55	0.55	0.67691	0.05450
11	0.44	0.53	0.40373	0.38599
12	0.30	0.58	0.68307	0.13352
13	0.23	0.41	0.03378	0.63842
14	0.51	0.57	0.43505	0.38661
15	0.29	0.51	0.37497	0.36854
16	0.19	0.71	0.65591	0.32369
17	0.45	0.60	0.68295	0.13215
18	0.22	0.60	0.47070	0.40885
19	0.26	0.60	0.55854	0.34822
20	0.00	0.44	0.30832	0.35769
21	0.19	0.64	0.41795	0.53262
22	0.26	0.36	-0.00548	0.66284
23	0.53	0.56	0.72740	0.01002
24	0.46	0.65	0.63105	0.26643
25	0.23	0.68	0.54576	0.45326
26	0.30	0.61	0.57814	0.31551
27	0.26	0.73	0.70007	0.30561
28	0.54	0.49	0.27321	0.44444
29	0.60	0.32	-0.04806	0.60893
30	0.47	0.68	0.52225	0.46670
31	0.20	0.67	0.52372	0.50655
32	0.26	0.69	0.63955	0.37156
33	0.40	0.68	0.52274	0.48908
34	0.26	0.71	0.66387	0.35833
35	0.46	0.51	0.23155	0.57881
36	0.38	0.49	0.32062	0.45425

7 Literatur

Lienert G (1969) Testaufbau und Testanalyse. 3. Aufl. Beltz, Weinheim Berlin Basel

Süllwold L (1986) Schizophrenie. 2. Aufl. Schattauer, Stuttgart Berlin Köln Mainz

Süllwold L, Huber G (1986) Schizophrene Basisstörungen. Springer, Berlin Heidelberg New York

Von Zerssen D, Koeller DM (1976) Klinische Selbstbeurteilungs-Skalen aus dem Münchner Psychiatrischen Informationssystem (PSYCHIS München). Allgemeiner Teil. Die Befindlich-keits-Skala (Bf-S u. Bf-S). Manual. Beltz, Weinheim Berlin Basel